DOCUMENTS DE CRIMINOLOGIE
ET DE MÉDECINE LÉGALE

CONTRIBUTION
A L'ÉTUDE DES
LÉSIONS DE L'OREILLE
CHEZ LES ALIÉNÉS

PAR

Victor-Franck CLAIR

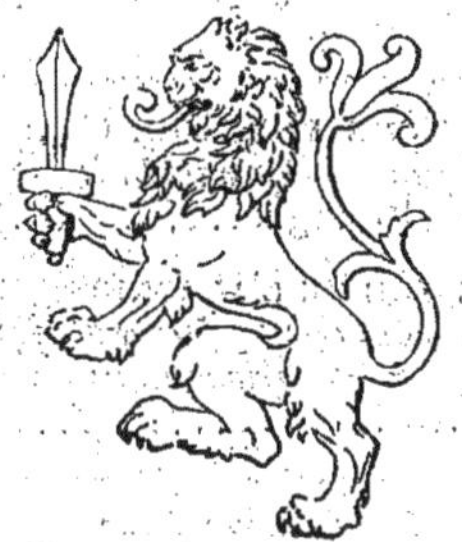

LYON
A. STORCK, Éditeur
78, rue de l'Hôtel-de-Ville

PARIS
G. MASSON, Éditeur
120, boulevard St-Germain

1891

BIBLIOTHÈQUE DE CRIMINOLOGIE

Publiée sous la direction du Dr A. Lacassagne

I. — Em. Régis (Dr). — Les Régicides dans l'histoire et dans le présent, avec 20 gravures.......... 3 fr. 50

II. — G. Tarde. — Philosophie pénale, 1 gros volume in-8°. 7 fr. 50

III. — E. Laurent. — Les Habitués des Prisons, 1 gros vol. in-8° avec nombreux portraits, planches et graphiques.............................. 10 fr.

IV. — Raux, *Directeur de la 20e circonscription pénitentiaire.* — Nos Jeunes Détenus. Etude sur l'enfance coupable. 1 vol. in-8°........................ 5 fr.

V. — A. Lacassagne. — L'Affaire Gouffé, 1 vol. in-8°, 4 pl. hors texte.............................. 3 fr.

Sous presse

G. Tarde, — Mélanges criminologiques.

Paul Dubuisson, médecin en chef de l'asile Sainte-Anne. — De la responsabilité criminelle. *Caractères distincts de l'aliéné et du criminel.*

V. Augagneur (Dr). — De la prostitution. *Etudes de physiologie et de pathologie sociales.*

Lannois (Dr), agrégé à la Faculté de Médecine de Lyon. — Le sourd-muet. *Etude médicale et sociologique avec application au droit civil et au droit criminel.*

A. Lacassagne. — Hygiène de Lyon. *Compte-rendu des travaux du Conseil d'Hygiène publique et de salubrité du département du Rhône* (1re partie), Lyon, in-8° de 410 pages.............. 10 fr. »

A. Lacassagne. — Hygiène de l'arrondissement de Lyon (2me partie) *Rapports présentés au Conseil d'hygiène publique et salubrité du Rhône. Inconvénients généraux des établissements industriels,* in-8° 600 p., 5 cartes dont 4 en couleurs.............. 10 fr. »

G. MASSON, Libraire-Editeur

PARIS. — 120, boulevard Saint-Germain et rue de l'Eperon. — PARIS

A. LACASSAGNE, professeur de médecine légale à la Faculté de Lyon. — *Précis de Médecine judiciaire.* 2e édition, (Bib. diamant.) 1 fort vol. in-12, Cart. perc.................. 7 fr. 50

A. LACASSAGNE. — *Précis d'hygiène privée et sociale,* 3e édition. (Bib. diamant.) 1 fort vol. in-12. Cart. perc............ 7 fr.

CONTRIBUTION

A L'ÉTUDE DES LÉSIONS DE L'OREILLE

CHEZ LES ALIÉNÉS

DOCUMENTS DE CRIMINOLOGIE
ET DE MÉDECINE LÉGALE

CONTRIBUTION

A L'ÉTUDE DES

LÉSIONS DE L'OREILLE

CHEZ LES ALIÉNÉS

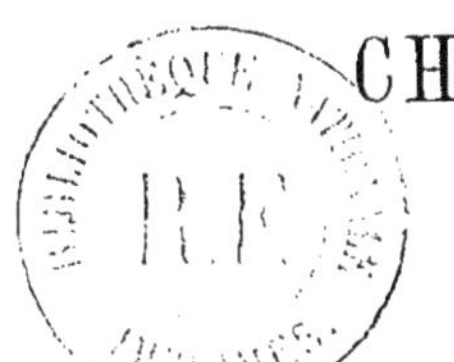

PAR

Victor-Franck CLAIR

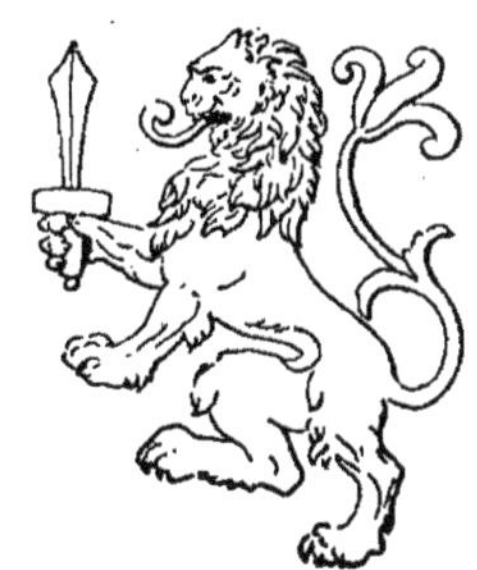

LYON
A. STORCK, Éditeur
78, rue de l'Hôtel-de-Ville

PARIS
G. MASSON, Éditeur
120, boulevard St-Germain

1891

AVANT-PROPOS

Encouragé par la bienveillance de nos maîtres, bien placé pour étudier les diverses formes d'aliénation mentale, nous nous sommes livré à des examens journaliers de malades, et avons entrepris d'ajouter quelques observations nouvelles à l'étude des folies sensorielles.

Ce travail a été commencé sans idée préconçue. Nous avons examiné avec soin l'oreille des aliénés, prenant nos malades dans toutes les divisions sans distinction de sexe, puis nous avons simplement consigné dans cette thèse les résultats auxquels nous sommes arrivé.

M. le professeur Lacassagne a bien voulu accepter la présidence de notre thèse. Ses conseils éclairés nous ont permis de mener ce travail à bonne fin. Qu'il reçoive ici l'expression de toute notre gratitude.

Nous avons eu l'honneur d'être interne dans le service de M. le docteur Max Simon et c'est sous les yeux de ce maître éminent que nous avons fait nos premiers pas dans l'étude de l'aliénation mentale.

Nous ne saurions oublier sa bonté à notre égard et nous le prions de vouloir bien agréer l'hommage de profonde reconnaissance de son élève dévoué.

M. le professeur Pierret a bien voulu mettre à notre disposition les malades de son service. A maintes reprises les savants conseils de sa haute expérience nous ont guidé dans nos recherches. Nous lui adressons nos sincères remerciements.

M. le docteur Lannois, professeur agrégé à la Faculté, s'est mis gracieusement à notre disposition pour nous apprendre l'examen des oreilles. C'est de lui que nous tenons les connaissaces cliniques que nous possédons à l'heure actuelle en otologie. Nous lui en sommes profondément reconnaissant, ainsi que de l'intérêt qu'il n'a cessé de nous porter durant le cours de nos études médicales.

Qu'il nous soit permis de remercier ici publiquement notre maître et ami M. le docteur Brun, médecin en chef du service des hommes à l'asile de Bron. Qu'en retour de sa constante bonté à notre égard, il veuille bien recevoir l'assurance de notre profonde gratitude et de notre sincère amitié.

Nous exprimons toute notre reconnaissance à notre excellent ami M. le docteur Royer, chef de clinique à la Faculté, dont les solides connaissances en aliénation mentale ont été pour nous d'un précieux secours dans l'accomplissement de ce travail.

Enfin, que MM. les docteurs Th. Taty et F. Belous, anciens chefs de clinique à la Faculté, reçoivent nos meilleurs remerciements pour les conseils qu'ils nous ont donnés et les matériaux qu'ils nous ont fournis pour notre thèse.

INTRODUCTION

Depuis quelques années, on a vu se succéder rapidement un nombre considérable de travaux dans lesquels l'existence de la folie sensorielle a été mise hors de doute. Aussi la question des rapports existant entre les lésions de l'oreille et les troubles psychiques est-elle à l'ordre du jour.

L'étude approfondie de certains faits intéressant cette question, nous a amené à rechercher l'importance qu'il y aurait pour l'aliéniste à déterminer la part qui revient aux lésions auriculaires dans le développement des affections mentales.

Quoique des travaux remarquables, et entre autres parmi les plus récents, ceux de Gellé (1) des docteurs A. Robin (2), P. Robin (3) et Lannois (4) aient été publiés sur ce sujet, nous avons essayé de reprendre la question à un point de vue plus général.

(1) *Tribune médicale* du 10 mars 1881.

(2) *Des affections cérébrales consécutives aux lésions non traumatiques du rocher*. Th. d'agrég. Paris, 1883.

(3) *Essai sur les troubles psychiques consécutifs aux maladies de l'oreille*. Thèse de Lyon 1884.

(4) *Bulletin de la Société d'otologie et de laryngologie* 1888. Fascicule V p. 6.

Notre seule ambition a été non pas de faire un travail original, mais simplement d'apporter quelques cas nouveaux à l'appui d'une thèse brillamment soutenue de nos jours par les maîtres les plus distingués en aliénation mentale.

Notre intention dans le principe avait été d'étudier l'oreille chez l'aliéné en général.

Les examens otoscopiques que nous avons pratiqués à l'asile de Bron, dans le service des hommes et des femmes sur plus de quatre cents malades, nous ont amené à la connaissance de certains faits que nous avons jugés assez intéressants pour qu'il nous soit permis de les consigner dans ce travail; quoique ne rentrant pas absolument dans le cadre que nous nous sommes imposé.

Ce travail comprendra trois chapitres.

Le premier sera consacré à un rapide historique de la question.

Dans le second nous donnerons les résultats obtenus par l'examen de l'oreille chez les aliénés en général.

Dans le troisième nous essayerons de rechercher les rapports existant entre les troubles psychiques et les lésions de l'oreille. Ce chapitre sera suivi de nos observations personnelles tendant à prouver que l'on peut améliorer certains aliénés par le traitement de l'affection de l'ouïe. Enfin nous conclurons.

CONTRIBUTION

A L'ÉTUDE

DES LÉSIONS DE L'OREILLE

CHEZ LES ALIÉNÉS

CHAPITRE I

HISTORIQUE

Notre thèse étant avant tout une thèse de faits nous ne ferons de la question qu'un rapide historique, nous contentant dans le cours de ce travail de parler plus longuement des résultats les plus importants obtenus dans l'étude des folies sensorielles.

Un fait digne de remarque c'est l'importance accordée depuis longtemps, par les médecins et les psychologues, aux fonctions auditives et leur influence manifeste sur le cerveau sain ou malade.

Citant l'opinion de Théophraste et de Plutarque Michea (1) dit que l'ouïe nous permet de recevoir la parole sans laquelle l'intelligence reste restreinte. Cette dernière se développe peu en effet chez les sourds-muets,

(1) *Des hallucinations, de leurs causes, et des maladies qu'elles caractérisent,* 1846, p. 28.

ce qui a fait dire au professeur Ball « que l'ouïe est le plus intellectuel de tous les sens ».

Il faut arriver jusqu'à Baillarger pour trouver franchement affirmée l'existence des folies sensorielles (1). Le premier il relate les observations d'hallucination de l'ouïe liées à un trouble fonctionnel de l'organe.

Avant cet auteur la folie sensorielle est méconnue.

En 1876 (2) Voisin dans ses cliniques sur les maladies mentales admet bien une certaine influence des sens sur la production des troubles mentaux.

« La folie, dit-il a le plus souvent une origine somatique. » Toutefois il ne s'arrête pas à cette idée, la regardant comme une hypothèse heureuse, servant à expliquer certains faits de pathologie mentale.

Après ces auteurs la question ne fait que peu de chemin.

Les complications cérébrales à la suite de lésions de l'oreille ou du rocher sont publiées de temps à autre, mais on n'en détermine nullement la valeur.

En 1875, Gellé publie plusieurs observations d'enfants atteints de lésions de l'oreille, chez qui les accidents cérébraux disparaissent à la suite du traitement de l'oreille.

Luys (3) dans un article, sur les rapports de la surdité avec l'aliénation mentale, cite des cas ou la surdité s'est développée d'une façon insidieuse chez des aliénés. Dans d'autres cas elle aurait précédé l'aliénation mentale.

(1) *Des hallucinations psycho-sensorielles* (Annales médico-psycholog. 1836. VII.)

(2) *Leçons cliniques sur les maladies mentales*, 1876.

(3) *Annales des maladic de l'oreille et du larynx*, 1877, p. 203.

Dans son travail Luys résume son opinion en disant que « la perte de l'audition exerce sur le fonctionnement psycho-intellectuel, soit par une influence directe, soit par une influence héréditaire, une action pathologique importante dans l'apparition de l'aliénation mentale. » Il ajoute qu'au point de vue de la transmission héréditaire « la surdité est plus fréquente que la cécité dans le domaine de la pathologie mentale. » Bientôt de nouveaux cas, sont publiés. . . . .

Gellé (1) étudie spécialement la séméiologie des bourdonnements d'oreilles et leurs rapports avec l'aliénation mentale. Ménière (2) et Biaute (3) citant des observations nombreuses où la pathogénie du délire consécutif aux lésions de l'oreille est bien étudiée. Enfin, plus récemment les cas cités par Magnan (4), A. Robin (5) et P. Robin (6) viennent en foule à l'appui de la théorie des folies sensorielles.

Dans un travail publié récemment, M. le professeur agrégé Lannois (7) a exposé les rapports existant entre certaines manifestations mentales et les lésions de l'oreille, et posé en principe que l'on peut améliorer les malades en traitant l'affection cause de leurs hallucinations.

Nous reviendrons du reste longuement sur ce travail, où nous avons puisé de précieuses indications.

(1) Gellé, *Comptes rendus de la Société de Biologie,* 1876

(2) Ménière, *Annales d'otologie et laryngologie,* 1879.

(3) Biatite, Thèse de Paris, 1879.

(4) Magnan, *Tribune médicale,* 1884.

(5) A. Robin, Thèse d'agrég. Paris, 1883.

(6) P. Robin, Thèse de Lyon, 1884.

(7) Lannois, *Loc. cit.*

Nous y avons trouvé noté que déjà en 1836, un médecin de l'Antiquaille, Bottex avait affirmé qu'on pouvait guérir certaines aliénations mentales en faisant disparaître l'affection locale « qui les avait occasionnées ou entretenues. »

En 1887, M. Boucheron publie sur les oreilles un travail analoge.

Dans une thèse inaugurale de 1889, M. le Dr Royet a montré les liaisons intimes existant entre les hallucinations de la vue et de l'ouïe. Il ajoute que « certains cas de maladies convulsives et de troubles mentaux sont curables par le simple traitement d'une affection oculaire. »

Cette conclusion est absolument vraie pour les oreilles. L'examen de l'œil pourra de plus permettre de s'assurer de l'origine cérébrale des troubles nerveux liés à des affections de l'oreille.

Tel est à peu près en France le résumé de la littérature médicale ayant trait au sujet qui nous intéresse.

En Allemagne, on remarque peu de travaux intéressant directement la question.

En 1866, Köppe et Schwartze à Halle, Schlager et Jaffe à Vienne en 1870, montrent par une série d'observations l'influence des sensations subjectives de l'ouïe sur le développement de l'aliénation mentale. Les résultats de leurs recherches sont les mêmes.

Köppe et Grüber ont examiné trente et un malades atteints en même temps d'affections de l'oreille.

Chez vingt-sept d'entre eux la lésion de l'oreille avait précédé le trouble psychique.

Tuczek, Moos, Meyer et Schwartze ont spécialement étudié les bruits subjectifs dans leurs rapports avec les hallucinations de l'ouïe.

A l'assemblée des médecins aliénistes allemands, le professeur Fürstner de Heildelberg, donne lecture d'un travail ou il fait intervenir l'âge des malades comme la principale cause des troubles mentaux. Dans la production de ces derniers, « la diminution de résistance de la faculté du cerveau dépendant de la vieillesse, agirait activement (1). »

De plus les bruits purement entotiques peuvent exercer une action dépressive sur le caractère du sujet, et chez les prédisposés faire éclater des psychoses aiguës.

Nous trouvons dans le « Traité des maladies de l'oreille » d'Urbantschitsch, ouvrage traduit de l'allemand par R. Calmettes (1881) deux observations fort en rapport avec le sujet de notre thèse et que nous donnerons plus loin.

Dans ces dernières années, von Trœltsch a publié un certain nombre d'observations de lésions de l'oreille ayant précédé des troubles psychiques. Il étudie spécialement l'origine des bruits subjectifs et leur valeur seméiologique.

En Angleterre, Toynbee dans une étude approfondie des maladies de l'oreille s'est occupé des complications cérébrales et méningées.

Il a poussé très loin ses recherches et prétendu que chaque cavité de l'oreille communique la maladie dont elle est atteinte à une partie bien localisée de l'encéphale.

(1) *Berliner Klinische Wochens. hrift* (30 avril 1883).

D'après cet auteur :

1° Les affections de l'oreille externe et du conduit, la lésion des cellules mastoïdiennes déterminent une maladie du sinus latéral et du cervelet ;

2° Les affections de la cavité tympanique produisent une maladie du cerveau ;

3° Les affections du ventricule et du limaçon amènent une maladie de la moelle allongée.

Nous ne voulons pas ici discuter l'opinion du savant professeur, qu'il nous suffise d'ajouter que d'après lui, les inflammations chroniques de l'oreille sont d'une extrême gravité, et que souvent la cause la plus légère suffit pour « amener l'explosion de symptômes qui, en règle générale se terminent d'une manière funeste ».

En Amérique, Caltett s'est occupé de la question et les résultats de ses recherches sont à peu près les mêmes que ceux de Fürstner.

Dans le cours de ce travail nous avons cité une observation personnelle que nous avons été heureux de voir concorder avec celles citées dans un remarquable travail de M. le docteur Sexton de Washington.

Ce savant otologiste insiste d'une façon particulière sur l'importance des lésions de l'oreille chez les enfants, et appelle sur ce sujet toute l'attention des praticiens.

Il conclut en disant que « lorsque la cause de la surdité chez un enfant n'est pas connue, il faut pratiquer un examen minutieux de l'oreille avant de le regarder comme étant certainement un fou ou un faible d'esprit. »

Nous nous sommes borné à un court aperçu historique de la question, nous étant attaché principalement à exposer dans ce travail les résultats obtenus par l'examen de l'oreille chez les aliénés en général.

Notre but a été aussi d'apporter de nouvelles observations sur des cas de folies sensorielles, et souvent sans les discuter craignant de conclure d'une façon prématurée.

CHAPITRE II

EXAMEN DE L'OREILLE CHEZ L'ALIÉNÉ EN GÉNÉRAL

Nous avons examiné des malades de toutes les catégories sans faire de choix.

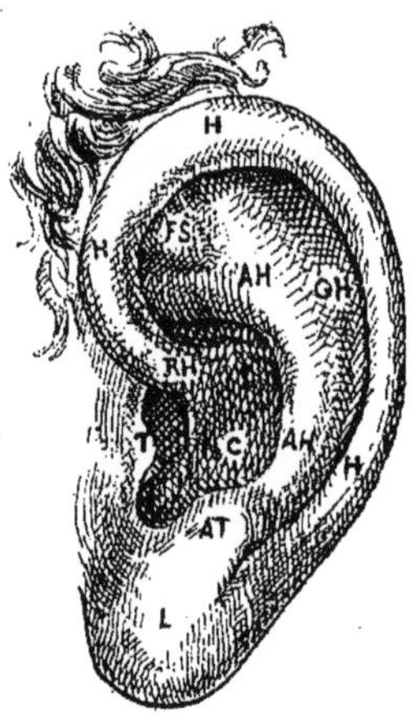

Nos recherches ont porté sur l'état de l'oreille externe, sur les affections périphériques et centrales de cet organe et enfin sur l'acuité auditive. Nous nous sommes heurté souvent à de grandes difficultés, surtout chez les excités maniaques et les persécutés.

Toutefois nous avons pu nous convaincre qu'on arrive presque toujours, avec un peu de patience, à faire de l'oreille un examen suffisamment consciencieux pour en donner les résultats.

Nous avons tout d'abord été frappé de la quantité considérable d'aliénés présentant des lésions de l'oreille plus ou moins avancées. Il faut avouer qu'il est difficile de se rendre un compte exact des différences existant sur ce point entre les aliénés et les gens sains d'esprit. La statistique a bien été faite souvent dans les conseils de révision et les écoles, mais il faut remarquer que dans ces deux cas elle porte sur des sujets jeunes et ne peut être qu'absolument relative.

Un fait à noter ici, c'est que, d'une façon générale, les malades supportent très bien l'examen otoscopique et le cathétérisme de la trompe d'Eustache, opération assez douloureuse.

Les phénomènes désagréables comme éternuements prolongés, vomissements, etc., ont été l'exception chez nos malades, dont l'indocilité a été souvent le seul côté difficile de l'examen.

Chez certaines catégories d'aliénés, nous avons obtenu par l'examen de l'oreille, certains résultats particuliers dont nous allons parler ici.

Notre examen ayant porté d'abord sur le pavillon de l'oreille nous croyons devoir consigner ici la description d'une malformation déjà notée dans un travail remarquable sur l'hérédité (1).

Les auteurs, MM. Brun et Taty, sont arrivés aux mêmes résultats que nous. Ils ont bien voulu nous communiquer à ce sujet la note suivante :

« Les malformations de l'oreille externe considérées comme stigmates de dégénérescence sont nombreuses.

« Les plus importantes sont la soudure et l'absence du lobule, l'effacement de l'hélix, l'effacement, la torsion ou la saillie exagérée de l'anthélix, l'écartement, la longueur et l'étroitesse du pavillon.

« Morel, deSaint-Yon, considérant l'aliénation comme une dégénérescence et une cause de dégénérescence, avait cru pouvoir donner aux malformations de l'oreille externe comme à beaucoup d'autres malformations physiques, la valeur d'un signe ou, suivant son expression, d'un stigmate, pouvant servir au diagnostic de l'aliénation héréditaire dégénérative au premier chef.

« Nos recherches ont montré que ces malformations sont excessivement fréquentes, qu'on les trouve chez les aliénés héréditaires, il est vrai, mais qu'on les rencontre aussi chez les non héréditaires et surtout qu'il existe des aliénés héréditaires qui n'en présentent pas traces.

« Nos observations nous ont conduits à penser que, si les malformations congénitales de l'oreille externe peuvent être considérées comme un signe de dégénérescence

(1) *Recherches cliniques*, de F. Brun et Th. Taty, publiées dans la thèse de Th. Taty (passim) 1885. — *Étude clinique sur les aliénés héréditaires.*

du type physique, on n'est pas du tout autorisé à en tenir compte pour préjuger d'une dégénérescence psychique ».

Charles Féré, dans une étude (1) sur les oreilles au point de vue morphologique, arrive aux mêmes conclusions.

A ces conclusions, nous ajouterons celle que donne M. le docteur Lannois, dans un travail récent sur ces malformations.

« Il faut avouer, dit l'auteur, qu'il n'y a rien en tout ceci de vraiment caractéristique et surtout rien de constant; toutes ces déformations peuvent se rencontrer sur des sujets sains d'esprit.

« S'il existe une formule qui puisse rendre des services au point de vue de l'anthropologie criminelle et de l'aliénation, elle est encore à dégager » (2).

Une déformation spéciale de l'oreille que nous avons peu eu l'occasion d'observer à l'asile de Bron, est celle que produit l'othématome.

Notre maître, M. le docteur Max Simon qui, pendant de longues années, a donné ses soins aux aliénés dans différents asiles et dont la haute compétence ne saurait être mise en doute, nous a fourni à ce sujet une observation fort intéressante que voici :

« Je tiens à noter ici une circonstance de l'exercice médical, que je suis heureux d'avoir à constater :

(1) *Revue d'anthropologie* (n° du 15 avril 1886).

(2) *De l'oreille, au point de vue anthropologique et médico-légal.* Storck, éditeur.

« C'est l'absence de tumeurs sanguines de l'oreille dans le service des hommes de l'asile de Bron, bien que nous ayons un très grand nombre d'aliénés paralytiques malades chez lesquels cette affection se rencontre très souvent.

« On a considéré l'hématome de l'oreille comme étant sous la dépendance d'un état spécial de la circulation cérébrale et quelques médecins d'un mérite distingué professent encore cette opinion.

« Mais des recherches consciencieuses et une observation attentive paraissent faire prévaloir cette idée, que la tumeur sanguine de l'oreille est ordinairement le résultat de brutalités exercées sur les malheureux aliénés.

« Les aliénés sont porteurs d'hématomes de l'oreille parce que les gardiens les frappent, comme les soldats allemands sont sujets à la même affection parce que les corrections manuelles sont en usage dans l'armée allemande.

« Aussi est-ce presque toujours l'oreille gauche qui est le siège de l'hématome (1). »

A cette intéressante observation nous nous permettrons d'ajouter un détail d'observation personnelle. C'est que si la lésion est à droite, le coup a été porté par un individu gaucher.

Au point de vue du conduit auditif externe nous n'avons rien remarqué de particulier chez les aliénés.

(1) *Compte-rendu du service médical de la section des hommes pour l'année 1878*, par le docteur Max Simon médecin en chef à l'asile de Bron.

Nous allons nous occuper maintenant du tympan, laissant de côté le conduit auditif au point de vue duquel nous n'avons rien à noter d'intéressant.

La sclérose du tympan, à un degré plus ou moins avancé, est la lésion dominante chez les aliénés hommes ou femmes.

Cette sclérose est souvent d'origine phériphérique, car il nous a été donné de noter très souvent dans l'oreille des malades, la présence de corps étrangers, qui, sans avoir été la cause unique, ont dû, dans un très grand nombre de cas, jouer un rôle important dans le développement de cette sclérose.

Car il ne s'agit pas ici de simples bouchons cérumineux. En effet, on ne saurait imaginer la diversité des corps étrangers que les aliénés introduisent dans leurs oreilles.

Les plumes d'oiseaux, les fragments de verre, grains de blé, petites pierres que nous avons trouvés, laissent souvent voir derrière eux un tympan sclérosé, fortement enfoncé et devenu insensible à de très légers attouchements avec un stylet mousse.

Dans un cas nous avons eu beaucoup de peine à extraire un morceau de pain devenu presque complètement adhérent au conduit auditif externe, et dont la partie située à l'extérieur était couverte de fines moisissures d'une couleur vert de gris.

Le tympan était sclérosé et d'une couleur générale gris sale qui rendait impossible la vue des détails.

L'extraction de ce corps étranger a considérablement diminué les douleurs d'oreilles dont le malade se plaignait vivement.

C'est surtout chez les déments et les idiots, qu'on remarque la présence de ces corps étrangers de l'oreille ; cette fréquence s'explique par l'habitude qu'ont ces malades de s'introduire toutes sortes d'objets dans les orifices naturels.

On sait que souvent les hallucinations, quand elles ont leur origine dans l'oreille, se produisent du côté ou le malade entend le moins. De plus certains malades écoutent avec intérêt leurs hallucinations et cherchant à les mieux entendre se bouchent l'oreille malade, renforçant ainsi inconsciemment les impressions auditives. D'autres au contraire, objectivant leurs troubles psychiques, se bouchent aussi les oreilles pensant faire cesser des bruits désagréables.

Ces scléroses nombreuses ont aussi d'après nous une autre origine. La diathèse rhumatismale est très fréquente chez les aliénés.

Notons en passant que la diminution de la sensibilité chez ces malades les fait souvent s'exposer plus qu'un individu normal aux impressions du dehors, au froid, à la chaleur, aux traumatismes de toutes sortes.

Ils sont d'autre part d'une indifférence absolue aux soins de propreté.

Cette diminution de sensibilité, peut aussi tenir, autant que l'examen permet de l'établir, soit à une lésion centrale, soit à un trouble de sensibilité générale due à l'état mental du malade. La lésion centrale, autant qu'a pu nous le montrer l'emploi du diapason, est très fréquente, et souvent peu en rapport avec l'état du tympan.

Cet amoindrissement de la sensibilité spéciale de l'ouïe

amène chez les malades un défaut de réaction dont Knapp a donné l'explication suivante.

Une fibre radiale est altérée. Un ton de trois cents vibrations la faisait vibrer autrefois, alors que maintenant il lui en faut trois cent cinquante pour entrer en vibration. Il en résulte entre le côté sain et le côté malade une discordance de sensations, à laquelle vient s'ajouter l'inattention du malade.

Et, bien que l'organe ne présente souvent aucune lésion évidente, l'excitation doit être très forte pour produire chez eux une réaction faible.

La plupart des autres lésions de l'oreille sont banales sauf chez les idiots, idiots épileptiques et crétins.

Nous y reviendrons du reste plus tard.

Dans quelques cas nous avons trouvé des polypes de l'oreille que nous avons enlevés, et cela sans grand résultat pour les malades; de larges perforations du tympan, de l'eczéma du conduit auditif externe, sans que ces lésions nous aient paru avoir rien de particulier aux aliénés.

Il n'en est pas de même de la localisation de ces lésions et de la surdité.

Ces lésions prédominent à droite, et c'est généralement de ce côté qu'elles ont débuté. En nous basant sur le nombre de malades que nous avons examinés nous sommes arrivés à la proportion de 75 pour 100. Nous notons le fait sans en donner l'explication; rappelons toutefois que M. le Dr Royet dans un travail récent est arrivé au même résultat pour les affections de l'œil chez les aliénés.

Contrairement à ce que nous avons trouvé dans plusieurs auteurs, il nous a paru que la moyenne des affections de l'oreille était plus élevée chez les femmes que chez les hommes.

Comme précédemment nous notons le fait sans l'expliquer. Toutefois, on pourrait invoquer comme raison l'habitude, plus accusée chez la femme que chez l'homme, de se boucher les oreilles avec toute sorte d'objets, dont l'influence n'est pas à dédaigner dans la production de la sclérose et même des lésions plus profondes.

Durant le cours de nos recherches, nous avons eu la bonne fortune d'avoir à examiner un nombre considérable d'idiots, d'idiots épileptiques et de crétins.

Chez ces derniers surtout, nous avons presque toujours rencontré de grandes difficultés dans l'examen du tympan.

Ce dernier est placé dans un plan assez inférieur à l'axe du conduit auditif externe.

Aussi faut-il pour voir le manche du marteau abaisser fortement la partie rétrécie du spéculum, ce qui rend l'examen très douloureux pour le patient,

Le tympan apparaît presque horizontal on n'aperçoit qu'une ébauche du manche du marteau et les détails sont à peine visibles. On se trouve en présence d'un arrêt manifeste dans le développement du tympan qui, d'après Virchow, et de Trœltsch, rappelle celui du nouveau-né.

Tels sont les résultats que nous a donnés un examen consciencieux des malades pris sans choix dans toutes les divisions. Comme nous l'avons fait remarquer plus haut, ces résultats ne se rattachent qu'indirectement à la question principale que nous avons voulu traiter et à ce titre peuvent paraître de simples digressions.

Néanmoins, nous avons pensé que ces faits présentaient en eux-mêmes assez d'intérêt pour trouver leur place dans une étude sur les oreilles chez les aliénés (1).

---

(1) Consulter le travail de Gradenigo : *La conformazione dei padiglione dell' orechio nei normali, negli alienati e nei delinquenti,* dans le *Journal de l'Académie de médecine de Turin* 1890 p. 485 à 501.

CHAPITRE III

—

DES RAPPORTS ENTRE LES LÉSIONS DE L'OREILLE ET LES TROUBLES PSYCHIQUES

Décrire la dépression morale et intellectuelle qu'on remarque généralement chez les sujets atteints d'une affection de l'oreille c'est montrer le rôle important de cet organe sur le caractère et la vie d'un homme.

« A l'état normal, a dit le professeur Ball, les organes des sens sont des serviteurs dociles, chargés d'apprêter le festin de l'intelligence, à l'état pathologique ce sont des convives importuns qui viennent s'asseoir à ses côtés et réclament énergiquement leur part. »

L'enfant, chez lequel l'affection de l'oreille a été méconnue bien souvent, malheureusement, grâce à l'ignorance des parents, voit son intelligence s'affaiblir par degrés, il devient incapable de tout effort cérébral. Maltraité par ses camarades, frappé par ses parents, le peu d'énergie qui lui reste disparaît pour faire place à une triste indifférence qui bientôt confine à l'idiotie.

Nous avons eu l'honneur de présenter cette année à M. le docteur Lannois, un petit malade dont l'histoire pathologique est un exemple frappant à l'appui de cette vérité.

Cet enfant, âgé de 14 à 15 ans en paraît à peine 10 et présente tous les signes de début d'une réelle déchéance physique et intellectuelle.

J'ai appris que cet enfant, atteint d'une affection de l'oreille, qui avait longtemps passé inaperçue était maltraité par ses parents, qui le regardaient comme entêté et paresseux.

A l'examen de l'oreille, on trouve de légères traces de suppuration des deux côtés. Le côté gauche surtout est plus malade que le côté droit. De ce côté existe une adhérence du tympan avec le promontoire. Le tympan a une couleur générale rouge assez intense. L'audition est très faible. Le malade entend la montre au contact faible des deux côtés.

Cet enfant a été amélioré d'une façon remarquable par les insufflations d'air dans la trompe par le procédé de Polizer.

Nous avons su depuis qu'il allait mieux, paraissait plus actif et s'intéressait au travail qu'on lui avait imposé.

Si au lieu d'un enfant sain d'esprit, nous prenons un aliéné, surtout un héréditaire, nous verrons les troubles mentaux s'accuser avec une intensité remarquable. Nous aurons souvent affaire à un malheureux aliéné dangereux pour lui même et pour la société.

Les observations de Trœltsch-Toynbec, Gellé, Duplay sont concluantes à ce sujet. Les cas de délire aigu sont fréquents dans les otites suppurées, et souvent « le délire chronique dans toutes ses formes peut être le symptôme d'une carie du rocher. L'oreille peut à l'examen externe paraître saine, et de ce fait, il ne faudra pas conclure que les hallucinations n'ont pas leur cause dans une lésion de cet organe.

Dans les cas cités par Michéa (1) Gellé (2) le doute sur la cause de l'hallucination n'est pas permis.

En effet, ces faits portent sur des observations de malades hallucinés seulement du côté malade.

Nous avons eu dans le cours de ce travail l'occasion de soigner un malade qui prétendait entendre les menaces d'un individu qui s'était changé en cafard et logé dans ses oreilles.

A l'examen de l'oreille, nous trouvons un noyau de cerise qui avait dû séjourner longtemps dans le conduit auditif externe. Le séjour prolongé de cet objet, avait produit une vive inflammation des parois, et lésé considérablement le tympan sur lequel on remarquait des traces de suppuration.

Après nettoyage et lavage d'oreille, nous fîmes à ce malade le cathétérisme de la trompe d'Eustache plusieurs fois répété. De l'acide borique fut insufflé dans le conduit et à l'heure actuelle, ce malade va mieux. Malheureusement, nous avons affaire à un aliéné qui avait en quelque sorte pris depuis longtemps l'habitude de son délire. Je le répète, nous n'obtîmes qu'une amélioration. De temps en temps, les bourdonnements revinrent, mais notre malade cessa de les interpréter faussement.

En résumé, on peut affirmer qu'il est bien rare qu'une hallucination de l'ouïe n'ait pas sa cause dans une lésion

(1) *Des hallucinations, de leurs causes, et des maladies qu'elles caractérisent.* (Mém. de l'Acad de méd. 1846. T, XII p. 241.)

(2) *Traité des maladies de l'oreille.*

périphérique ou centrale de l'oreille. Le centre auditif est irrité, l'hallucination se produit. Dans la thèse de A. Robin, nous avons trouvé relatés de nombreux cas d'individus présentant des troubles mentaux très accusés à la suite d'un abcès intra-mastoïdien ayant amené une ostropériostite du rocher et par suite une pachy-méningite.

Ces faits sont probants, mais nous trouvons une meilleure conformation des rapports existant entre la lésion de l'oreille et les hallucinations dans ce fait que ces dernières peuvent être unilatérales et siéger du côté malade seulement.

Dans un travail sur les troubles psychiques liés aux affections de l'oreille P. Robin (1) n'insiste pas assez à notre avis sur le rôle que joue la présence d'un corps étranger dans le conduit auditif.

Il parle bien des otites sèches produites de cette façon et qui, dit-il, ne modifient nullement le délire du malade. A notre avis il y a là un facteur nullement négligeable comme le montreront les observations que nous donnerons plus loin.

Il reste à examiner un point important. Comment, à la suite d'une lésion de l'oreille, le délire peut-il faire son apparition ?

Dans l'état actuel de la question, il est difficile de répondre d'une façon certaine.

Diverses hypothèses ont été émises.

Dans le travail (2) publié en 1887 par M. le professeur

(1) Loc. cit.

(2) Loc. cit.

grégé Lannois, nous avons trouvé à ce sujet une remarquable explication.

« Un malade a pendant longtemps un ou plusieurs de ces bruits qu'on a comparés au bruissement de l'eau bouillante, au mugissement d'une chute d'eau, au bourdonnement d'un essaim d'abeilles ou d'une coquille appliquée contre l'oreille, au bruit du vent sur les feuilles, au tintement d'une petite cloche, au roulement d'un train, au bruit d'un moulin, au chant d'un grillon ou d'une cigale etc., etc., et au début il les apprécie à leur juste valeur.

« Mais bientôt l'interprétation délirante fera son apparition, les bruits de pas lui feront peur, les murmures deviendront des chuchotements, des mots inarticulés, des injures ou des menaces.

« Un pas de plus les mots se groupent et forment des phrases et si notre malade les écoute longtemps sans rien dire, il peut arriver un jour qu'il réponde et dès lors le monologue est remplacé par le dialogue ; et celui-ci fera place lui-même à cet état singulier qui est le summun de l'hallucination et qu'on appelle le dédoublement de la personnalité. Et cela parce qu'il existe des relations évidentes entre le centre de la perception auditive et les parole, entre le centre des images des mots et les centres de l'articulation, entre le centre des souvenirs auditifs et des centres plus élevés de l'idéation, et, que, l'affaiblissement intellectuel aidant, on conçoit facilement la possibilité d'irradiation des uns sur les autres ».

Pour notre part, nous nous rangeons absolument à l'opinion du docteur Lannois.

Nous admettons, en effet, que « le trouble intellectuel est essentiel dans la production du phénomène, et que la lésion de l'oreille ne joue que le rôle de cause déterminante. »

Dans notre première observation se trouve relaté un cas concluant à ce sujet. On y voit, en effet, que chez un prédisposé, la lésion de l'oreille a donné au délire une direction spéciale. Aussi, bien pénétré de l'importance du rôle des lésions de l'oreille sur la marche de la folie, devra-t-on toujours intervenir au début si c'est possible. Ce sera une chance de réussite de plus qu'on mettra de son côté. Plus tard, dit le docteur Lannois, « la psychose est installée, les modifications dans les cellules ont pris pied et rien ne les fera plus disparaître ».

Nous allons faire suivre ces quelques réflexions sur les rapports de la lésion de l'oreille et du délire, de quelques observations personnelles, prises dans le service de la Clinique des femmes et des hommes à l'asile de Bron.

Nous citerons aussi une observation d'Urbantschitsch, qui, pour relater le cas d'un homme non aliéné, n'en est pas moins probante.

OBSERVATIONS

Clinique des hommes

OBSERVATION I

HALLUCINATIONS DE L'OUIE. LYPÉMANIE ANXIEUSE

V... Etienne cinquante-deux ans, né à Lyon.

Ce malade est interné à l'asile de Bron, dans le service de M. Pierret, le 5 août 1890, à la suite d'une tentative de suicide. A son entrée, peut-être, par suite de l'anémie profonde causée par la blessure qu'il porte au cou, ce malade ne présente pas de délire. Il se rendait bien compte de sa situation. C'était, disait-il, sous l'influence d'hallucinations auditives et par leur commandement qu'il avait cherché à se couper la gorge. Ces hallucinations avaient leur siège dans l'oreille.

Il fut maintenu en observation et soumis à un régime tonique. Avec les forces, le délire revint. Les bruits d'oreille interprétés en propos désagréables amenèrent un délire d'indignité.

Examen de l'oreille. — Sclérose du tympan à droite et à gauche. Traces de suppuration à droite. Entend la montre à 10 centimètres de chaque côté.

Traitement approprié. — Amélioration des fonctions auditives. Entend la montre à 30 à gauche et à 20 à droite.

On note alors une diminution des bourdonnements d'oreille. Après quelques cathétérismes, les hallucinations changent définitivement de siège et se localisent dans l'estomac plus intenses que jamais.

On n'a donc pas amélioré ce malade par le traitement de l'affection de l'oreille.

Cependant cette observation est intéressante, elle nous montre que si les affections de l'oreille et les bruits faussement interprétés n'ont pas dans un délire le rôle de cause principale, ils peuvent néanmoins lui imprimer une certaine direction.

OBSERVATION II

MOOS CITÉ PAR URBANTSCHITSCH (1)

« Il s'agit d'un homme atteint de catarrhe tubaire chronique, du reste parfaitement sain et très vigoureux qui éprouvait des bourdonnements d'oreille intermittents et des maux de tête survenant par accès; pendant ces accès son humeur s'altérait à ce point qu'il priait sa femme de ne rien lui dire de désagréable et d'éloigner les enfants, car « il ne pouvait répondre de rien dans ces moments ».

C'était, d'ailleurs, un très bon ouvrier, d'un caractère tranquille et d'une excellenle réputation. Il guérit par un traitement purement local.

OBSERVATION III

MOOS CITÉ PAR URBANTSCHITSCH

Il s'agit d'un jeune homme qui était en traitement pour une otite moyenne suppurée et que l'on m'avait dépeint comme très bon et d'un tempérament calme. Il éprouvait de temps en temps une sensation de pression avec douleurs modérées dans les oreilles.

(1) Urbantschitsch. Loç. cit.

Pendant les accès il devenait ordinairement très excitable et entrait dans des accès de fureur. Aussitôt que les symptômes auriculaires avaient disparu, le malade redevenait tranquille.

OBSERVATION IV

Clinique des femmes

MONOMANIE. — HALLUCINATIONS DE L'OUIE. — TROUBLES DE LA SENSIBILITÉ GÉNÉRALE

V... Marie, cinquante-huit ans, lingère, née à Daie (Côte-d'Or), entre à l'asile de Bron dans le service de M. Pierret, le 8 juillet 1880. A l'entrée, hallucinations de l'ouïe, troubles de la sensibilité générale. — Grande pâleur des téguments. Bonne santé ordinaire. Pas d'insomnies.

Jusqu'à l'heure actuelle la malade est restée dans le même état.

Cette femme se prête fort bien à l'examen de l'oreille externe dont elle dit souffrir beaucoup.

Oreille droite, sclérose avancée du tympan fortement déprimé en dedans, Entre le pli postérieur et le manche deux petites plaques calcaires.

Entend la montre à 20 centimètres.

Oreille gauche obstruée par un bouchon composé de morceaux d'étoffes couverts de cérumen. Entend à 15 centimètres. Après lavage de l'oreille gauche on constate un léger degré de sclérose. Le triangle lumineux est encore un peu visible. Entend à 25 centimètres. Malheureusement le traitement n'a pu être continué, la malade ayant absolument refusé de se laisser cathétériser.

Voici ce qui a été noté au sujet de cette malade par M. le Dr Royet, chef de clinique, « Depuis l'enlèvement des corps étrangers de l'oreille, les hallucinations de l'ouïe persistent toujours, mais se reproduisent avec moins de rapidité et d'intensité.

L'agitation qui autrefois était constante ne s'est pas reproduite. Cette malade qui auparavant ne parlait que de visions et d'apparitions est capable de répondre assez correctement à ce qu'on lui demande ».

Cette malade nous fournit le sujet d'une observation que nous considérons comme très intéressante. Le bouchon trouvé dans l'oreille comprimant fortement la chaine des osselets, par l'intermédiaire du tympan, produisait des bourdonnements d'oreille, douloureux et désagréables pour la malade qui à l'heure actuelle n'accuse plus aucune douleur.

De plus c'est un cas curieux, car il s'agit ici d'une malade déjà âgée.

OBSERVATION V

Clinique des femmes

FOLIE HÉRÉDITAIRE. — FAIBLESSE D'ESPRIT. — MASTURBATION
HALLUCINATIONS DE L'OUIE

M... Agathe, 21 ans. Cultivatrice née à Coire (Rhône) Entrée à l'asile de Bron dans le service de M. Pierret le 17 mai 1890. Père mort à 45 ans à la suite d'une attaque suivie de paraplégie. Mère vivante encore, mais souffrant de violents maux de tête.

La malade est mal réglée, prend deux ou trois crises par jour. Ces crises ne sont pas suivies de perte de connaissance, depuis la malade éprouve continuellement des vertiges.

Oreille gauche. Entend la montre à 20 cent.

Oreille droite. Entend à 50 cent.

Bouchons de cérumen à droite et à gauche.

Derrière ces bouchons se trouvent un assez grand nombre de petites feuilles de papier fin, fortement comprimé.

Lavage d'oreilles qui laisse voir à gauche un tympan scleosé, où l'on ne voit point de triangle lumineux et d'un aspect gris sale. A droite la lésion est moins avancée, et l'on aperçoit encore un peu le triangle lumineux.

Traitement ordinaire. — Cathétérisme. Lavages boriqués destinés à approprier l'oreille. — Amélioration au point de vue de l'audition. Disparition complète des hallucinations.

La malade est sortie guérie.

OBSERVATION VI

Clinique des femmes

FAIBLESSE D'ESPRIT. — GOITRE

E... Marie 37 ans cultivatrice née à Saint-Clément les Places (Rhône). Entrée à l'asile de Bron dans le service de M. Perret, le 24 juin 1890. Père et mère bien portants. — Un cousin aliéné. Hallucinations de l'ouïe.

Oreille droite entend à 30 cent.

Sclérose. — Un peu de triangle lumineux. — Le segment inférieur du tympan est caché par du sang qui parait provenir d'une blessure déjà ancienne.

Oreille gauche entend à 50 cent.

Nous avons retiré de l'oreille droite de cette malade un fragment de bois très petit, qui paraissait avoir sejourné longtemps dans l'oreille. La malade a dû introduire dans le conduit auditif externe une tige de bois qui sans doute s'est brisée en produisant une légère éraillure du tympan dans le segment inférienr où nous trouvons du sang.

Le cathéterisme de la trompe d'Eustache a bien amélioré cette malade, dont les bourdonnements d'oreilles ont disparu. Elle parle avec plaisir à ses compagnes, est moins triste et répond quand on l'interroge.

Le mieux s'accentue.

OBSERVATION VII

Clinique des femmes

HYPOCONDRIAQUE. — HALLUCINATIONS DE L'OUIE A DROITE

Entrée à l'asile de Bron le 26 juin 1890.

G. Françoise 36 ans, tisseuse née à Soucieu-en-Jarret, a déjà fait un séjour à l'asile en 1882. Pas d'antécédents héréditaires.

A eu quatre enfants. — Accidents strumeux. — Métrite. — Utérus enc omplète rétroversion.

Oreille gauche. — Sclérose marquée du tympan. Entend à 20 centimètres.

Oreille droite. — Sclérose avancée. — Sang desséché. — Cérumen. Entend à 10 centimètres.

Cette oreille est difficile à examiner à cause de la disposition du conduit.

L'oreille nettoyée, laisse voir un tympan sclérosé, avec un triangle lumineux à éclat terni. La malade raconte qu'ayant introduit un grain de blé dans son oreille, elle alla trouver un médecin qui enleva ce corps étranger; malheureusement elle est allée auparavant se livrer aux manœuvres de gens incompétents qui, dit-elle, la firent bien souffrir.

Le traitement dans ce cas ne nous a donné ancun résultat.

Toutefois nous avons tenu à noter cette observation qui rappelle l'observation I par ce fait que la lésion de l'oreille ayant amené des hallucinations, on peut conclure qu'elle a imprimé au délire de la malade une marche spéciale.

OBSERVATION VIII

Clinique des femmes

HYPOCONDRIAQUE. — DEMI-STUPEUR. — IDÉES ÉROTIQUES
HALLUCINATIONS DE L'OUIE A GAUCHE

C... Céline 22 ans mécanicienne, née à Laurac (Ardèche) entrée à l'asile de Bron le 25juin 1890. Pas d'antécédents héréditaires.

Oreille gauche entend la montre à 20 centimètres. — Sclérose. — Enfoncement considérable. A eu autrefois cette oreille malade. Nous n'avons pas noté de perforation ancienne ou récente.

A droite l'oreille est normale. Entend la montre à 85 cent.

Malgré tous nos efforts nous n'avons pu faire passer de l'air dans l'oreille moyenne. Nous nous sommes décidés à introduire dans la sonde d'Itard un fin mandrin en baleine que nous avons réussi à faire pénétrer dans la trompe d'Eustache. L'air a pu passer au bout de la troisième fois.

L'acuité auditive a été fort améliorée.

La malade entend à 50 centimètres à gauche. Les bourdonnements ont disparu. Plus d'hallucinations de l'ouïe. La malade est sortie guérie.

OBSERVATION IX

Clinique des femmes

HÉRÉDITAIRE

G... Clotilde 30 ans, couturière, née à Chambéry (Savoie). Entrée à l'asile de Bron le 30 juillet 1890.

Antécédents héréditaires. — Père mort à l'asile de Bassens. — Caractère fantasque. — Fièvre typhoïde à l'âge de 53 ans. Céphalées internes.

A la suite de sa fièvre typhoïde, la malade a eu de violentes douleurs d'oreilles, avec bourdonnements qu'elle a toujours à intervalles de temps plus ou moins rapprochés.

A son entrée, accuse son mari d'avoir placé des téléphones dans les placards de la maison, cherche à se venger de lui.

Pas de troubles de la sensibiliié générale.

Oreille gauche sclérose au début. Bouchon de cérumen contenant un corps dur dont nous n'avons pu déterminer la nature.

L'oreille droite est normale.

Le lavage de l'oreille gauche, le cathétérisme de la trompe ont fait cesser les bourdonnements d'oreille, qui ont reparu quelques jours après. Les cathétérismes ont été repris, et la malade soumise à un régime tonique.

La malade ne délire plus. Entend de temps en temps ses bourdonnements d'oreille, mais ne les interprète plus faussement comme auparavant. La santé générale est excellente et l'on espère sous peu rendre cette malade à sa famille.

OBSERVATION X

Clinique des femmes

VERTIGE DE MÉNIÈRE

Louise, vingt-huit ans, domestique, née à Beaujeu (Rhône). Entrée à l'asile le 30 août 1890, dans le service de M. Pierret.

Pas d'antécédents héréditaires. A part ces crises cette malade jouit d'une assez bonne santé. Est très docile. Dans l'intervalle de ses crises, elle reste dans un état vertigineux continuel, qui l'empêche de se livrer à aucun travail manuel. A mal aux oreilles depuis son enfance. La malade prend jusqu'à trente crises par jour, puis reste quelques jours sans en prendre.

Oreille gauche, tympan sclérosé. Traces évidentes de suppuration dans le segment supérieur du tympan qui est déprimé en doigt de gant. A la partie postérieure du manche du marteau, petite place calcaire très nette siège d'une perforation guérie.

Oreille droite. — Léger degré de sclérose. Trace de suppuration.

Le traitement de l'oreille (Cathétérisme, lavages boriqués), a bien amélioré l'audition de la malade qui n'entendait qu'au contact faible des deux côtés.

Toutefois nous avons dû cesser le cathétérisme qui amenait immédiatement chez la malade une série d'attaques.

Ces attaques sont toujours précédées d'un changement particulier dans l'attitude de la malade. Son visage devient souriant, il semble qu'elle assiste à un spectacle gai, et entend dire autour d'elle des choses comiques, puis l'attaque suit immédiatement, ou bien la malade n'est prise que d'un simple vertige qui dure peu.

Depuis quelque temps ces crises sont bien moins fréquentes; nous avons regretté vivement de n'avoir pu continuer chez cette femme le traitement de l'oreille.

Si nous avons tenu à relater ici cette observation, c'est non pas pour la donner comme un exemple de malade améliorée par le traitement de l'affection de l'ouïe, mais seulement pour montrer le rapport curieux qui existe chez cette malade entre les phénomènes de sensibilité et les lésions probables de l'oreille interne.

CONCLUSIONS

En résumé, l'examen de l'oreille chez l'aliéné, et le traitement des affections de cet organe nous a donné des résultats desquels nous croyons pouvoir tirrer les conclusions suivantes :

1° Chez les aliénés en général l'intégrité parfaite de l'appareil auditif est très rare.

2° Les lésions trouvées n'offrent rien de particulier aux aliénés, sauf chez les idiots, idiots épileptiques et les crétins, chez lesquels on remarque un arrêt marqué dans le développement du tympan.

4° Les lésions de l'oreille sont prédominantes du côté droit et plus fréquentes chez la femme que chez l'homme.

4° Les lésions de l'oreille ont une influence marquée dans la production de certaines manifestations mentales.

5° Le traitement des maladies de cet organe joue un rôle important dans la marche de la folie, principalement chez les héréditaires.

Si chez ces derniers, en effet, la lésion de l'oreille a souvent un retentissement considérable, on peut dire par contre que les effets produits par le traitement spécial a des effets plus rapides que chez les autres aliénés. Dans tous les cas il est important d'intervenir au début.

6° Au point de vue médico-légal, ce sujet prend une importance considérable.

Ici, en effet, se pose la question de la responsabilité dans les actes répréhensibles.

Aussi en présence d'une lésion quelconque de l'oreille, on ne devra pas oublier qu'une complication cérébrale a pu déterminer les plus graves manifestations mentales.

www.ingramcontent.com/pod-product-compliance
Ingram Content Group UK Ltd.
Pitfield, Milton Keynes, MK11 3LW, UK
UKHW020452230726
13925UKWH00005B/1879

9 782019 218676